FACULTÉ DE MÉDECINE DE BORDEAUX

# SOIGNONS-NOUS
# LES MALADES
## MIEUX QU'AUTREFOIS?

PAR

## Le Dr X. ARNOZAN

PROFESSEUR A LA FACULTÉ DE MÉDECINE

LEÇON D'OUVERTURE DU COURS DE THÉRAPEUTIQUE

BORDEAUX

G. GOUNOUILHOU, IMPRIMEUR DE LA FACULTÉ DE MÉDECINE

11 — RUE GUIRAUDE — 11

1893

FACULTÉ DE MÉDECINE DE BORDEAUX

# SOIGNONS-NOUS
# LES MALADES
## MIEUX QU'AUTREFOIS?

PAR

## Le Dr X. ARNOZAN

PROFESSEUR A LA FACULTÉ DE MÉDECINE

LEÇON D'OUVERTURE DU COURS DE THÉRAPEUTIQUE

BORDEAUX

G. GOUNOUILHOU, IMPRIMEUR DE LA FACULTÉ DE MÉDECINE

11 — RUE GUIRAUDE — 11

1893

## SOIGNONS-NOUS

# LES MALADES

### MIEUX QU'AUTREFOIS?

MESSIEURS,

Guérir les maladies ou tout au moins soulager la douleur, telle a été autrefois, telle est encore la raison d'être de la médecine. C'est à ce but que tendent directement ou indirectement tous les enseignements que vous venez suivre dans cette Faculté, soit que l'anatomie vous montre la structure du corps humain, soit que la physiologie vous en explique les fonctions, soit que la pathologie vous en décrive les maladies. Dans cet ensemble des sciences médicales, le rôle qui est réservé à la thérapeutique est d'étudier les ressources dont nous disposons pour combattre les différentes maladies; et, par ces ressources, nous comprenons non seulement les remèdes internes et externes, mais l'étude des agents physiques, mécaniques ou autres appliqués au soulagement ou à la guérison des malades (aérothérapie, massage, climathérapie, etc., etc.). La part de la thérapeutique est donc considérable, et l'on eût mal

compris que, dans une Faculté de Médecine, une chaire
magistrale ne fût pas réservée à cette science qui est
plus particulièrement que les autres celle de guérir.
Aussi, à la mort de mon regretté maître et prédécesseur,
le professeur Armand de Fleury, la Faculté de Bordeaux
a-t-elle décidé le maintien de cette chaire. En me dési-
gnant pour l'occuper, elle m'a fait un honneur dont je
sens à la fois tout le prix et tout le poids. Permettez-
moi de remplir un devoir, qui est très doux à ma recon-
naissance, en offrant publiquement mes remerciements
à tous ceux qui m'ont témoigné tant de sympathie et
en particulier à M. le Doyen, dont l'amitié pour moi
s'est affirmée par une série de services que je n'ou-
blierai jamais. Pour vous, Messieurs, je ne saurais mieux
vous exprimer combien votre accueil bienveillant m'a
touché qu'en redoublant d'efforts pour rester digne de
la fonction à laquelle je viens d'être appelé.

En abordant pour la première fois l'enseignement de
la thérapeutique, il me semble opportun de jeter un
regard sur le passé et, le comparant au présent, de me
demander avec vous si nous soignons les malades mieux
qu'autrefois. Je ne veux point remonter jusqu'à Hippo-
crate, ni jusqu'au moyen âge, ni même jusqu'au temps
moins éloigné de nous où la préparation de la thériaque
était un acte officiel accompli par les apothicaires sous
la surveillance des magistrats; je remonterai même
moins loin que la première moitié de ce siècle, époque
où l'abus des saignées répétées a épuisé nos pères et
préparé peut-être l'anémie et la neurasthénie de notre
génération. Je m'en tiendrai à ce que j'ai vu moi-
même au début de mes études médicales en 1870. Eh
bien ! à ce moment où les chirurgiens découragés capi-
tulaient sans opérer par crainte de l'infection purulente,

la thérapeutique médicale était elle-même réduite à l'impuissance. L'*expectation*, devenue alors fort à la mode, cachait souvent une véritable impossibilité d'attaquer efficacement les maladies; des potions simplement anodines étaient opposées comme seule médication à de graves affections infectieuses, et d'ailleurs (je parle seulement de la pratique hospitalière et des cliniques) on n'aimait pas à traiter les malades. L'esprit, orienté trop vivement vers l'anatomie pathologique, se complaisait plutôt à étudier les lésions qu'à les combattre. En m'écoutant parler ainsi, vous croiriez peut-être que j'ai mal vu ou que j'exagère; aussi, pour vous convaincre, je vous prie d'écouter ces quelques lignes que j'emprunte au professeur C. Bouchard et qui confirment absolument mes paroles: « On a assisté à ce spectacle : les élèves apprenant les lésions et les signes des maladies, omettant de se renseigner sur le traitement; des médecins passant un temps considérable à démêler les symptômes et à poser le diagnostic; puis oubliant de formuler le traitement ou accomplissant cette obligation importune par bienséance, à la hâte et à la légère, comme un vain cérémonial. Assurer le diagnostic, constater les lésions cadavériques, c'était le but de l'activité médicale; traiter n'était plus qu'une concession aux préjugés et aux exigences du public ([1]). »

Il serait impossible d'appliquer ces paroles aux médecins d'aujourd'hui. La thérapeutique est devenue plus active, trop active peut-être au gré de quelques médecins, demeurés expectants et se refusant à troubler par leur intervention la marche naturelle des maladies.

([1]) Ch. Bouchard. Introduction au *Traité de Thérapeutique* de Nothnagel et Rossbach.

Nous soignons donc les malades différemment; mais les soignons-nous mieux? Je crois que nous sommes en droit de répondre affirmativement à cette question, et les motifs de ce progrès, que je considère comme incontestable, sont de deux ordres : le premier, c'est que nous connaissons mieux la nature des maladies; le second, c'est que la matière médicale met à notre disposition des ressources de plus en plus riches et précieuses.

# I

C'est une banalité de répéter qu'on ne peut bien traiter que les affections qu'on a bien reconnues, et qu'un bon diagnostic est la base essentielle d'un bon traitement. Mais si le diagnostic est indispensable, il n'est pas suffisant; il faut, en outre, que le médecin ait sur la nature du mal qu'il veut combattre des idées justes et précises. La valeur de sa thérapeutique sera toujours égale à celle de ses notions de pathologie générale. Vous trouvez peut-être cette opinion étrange ou paradoxale et vous vous demandez quel lien étroit peut bien exister entre la détermination que vous prendrez de prescrire un vésicatoire ou de la quinine et votre opinion sur la nature des virus et des ferments. Quoi que vous puissiez croire, Messieurs, le lien est des plus intimes; on est toujours plus près des principes qu'on ne le pense; et il n'y a pas de discussion si terre à terre qu'elle paraisse qui ne s'appuie en réalité sur eux. Deux exemples vont d'ailleurs vous faire comprendre ma pensée. Une femme vient d'accoucher depuis quelques jours, l'écoulement des lochies se ralentit et devient fétide, le ventre est douloureux et ballonné, des vomissements et des frissons surviennent, en un mot la fièvre puerpérale éclate. Dans ces conditions, un adepte de l'École physiologique va la saigner, un élève de Brown ne verra que l'asthénie et lui donnera des stimulants, et tous deux ont chance de la laisser mourir; mais vous,

pénétrés des principes de l'École microbiologiste, vous
saurez que tout le mal vient de l'infection de la plaie
placentaire, vous nettoierez cette plaie par une injec-
tion intra-utérine, et la malade guérira. Prenons un
second exemple dans les maladies chroniques. Depuis
quinze ou vingt ans, un de vos clients est atteint d'un
eczéma à répétitions que les topiques les plus variés ont
inefficacement combattu; un beau jour, comme si ces
mêmes topiques étaient doués de vertus nouvelles,
l'eczéma tend à guérir; mais en même temps le malade
pâlit, son estomac, depuis longtemps délicat, devient
intolérant; gastralgie, dyspepsie, amaigrissement font
craindre le développement d'un cancer. Un médecin,
qui sera un pur anatomo-pathologiste, ne verra dans
ces faits que des coïncidences fortuites; il favorisera de
plus en plus la guérison de l'eczéma. Au contraire, un
partisan des métastases, craignant vers l'estomac un
déplacement des humeurs qui trouvaient dans la der-
matose un exutoire naturel, fera tous ses efforts pour
faire refleurir cet eczéma; enfin, un élève de Bouchard,
sachant que tout le mal s'élabore dans l'estomac dilaté,
sous forme de fermentations anormales et de résorptions
de produits toxiques, combattra avant tout la dyspepsie
et fera certainement de meilleure besogne que ses deux
confrères. Dans ces deux cas, vous le voyez, la pathologie générale a inspiré et guidé votre thérapeutique.

Il est indispensable de s'appuyer sur des notions précises de pathologie générale et, comme on l'a souvent
répété, « de se refaire une doctrine ». Les anciens
avaient bien compris cette nécessité, mais leur erreur
avait été de vouloir ramener toutes les maladies à une
unité factice et de ne voir dans toutes les affections,
quelles qu'elles fussent, que la mise en jeu d'un même

principe. Cullen avait tout réduit au spasme, Brown à
l'asthénie, Broussais à l'inflammation. Quand on veut
simplifier à outrance, quand on veut mettre dans ses
doctrines une unité qui n'est pas dans les faits, on ne
fait que des œuvres éphémères, condamnées à de cruels
démentis. Ainsi en est-il arrivé de ces brillantes philo-
sophies médicales, et il ne pouvait en être autrement.
Une maison peut devenir inhabitable pour bien des
causes, elle peut être ébranlée par la tempête, minée
par l'inondation, détruite par l'incendie, des parasites
peuvent en ronger les matériaux et en préparer l'effon-
drement, les égouts peuvent mal fonctionner et vicier
l'air que l'on y respire. De même notre organisme peut
être compromis par l'action exagérée des agents physiques ou chimiques qui entrent en contact avec lui; il
peut être envahi par d'innombrables parasites; il peut
être empoisonné par les déchets de sa propre nutrition,
mal évacués au dehors par les émonctoires; et, pas plus
que l'architecte n'expliquera par un fait unique la ruine
de toutes les maisons, le médecin ne devra rechercher
dans un mécanisme unique la raison d'être de toutes
les maladies. L'étude précise de ces pathogénies multiples est un des traits de nos doctrines contemporaines;
elle caractérise ces théories nouvelles de pathologie
générale qui ne prétendent pas plier les faits à leurs
lois, mais au contraire se manifestent comme les résultats de l'observation. C'est à elles que sont dus nos
principaux progrès thérapeutiques et, sans les étudier
dans le détail, je voudrais vous montrer quelle influence
elles ont eue dans le traitement des maladies infectieuses.

Quoique la vraie nature de ces maladies n'ait été que
récemment connue, l'idée qu'elles étaient dues à des

êtres animés est bien ancienne, Ambroise Paré l'avait émise et on la retrouve reproduite çà et là dans la littérature médicale; Trousseau, qui pourtant ne soupçonnait pas l'existence de ce que nous appelons aujourd'hui les microbes, l'a très nettement formulée dans l'introduction de son *Traité de Thérapeutique*. C'est qu'en effet, en étudiant même superficiellement les grands traits d'une maladie franchement virulente, telle que la variole ou la syphilis, il est difficile de ne pas y voir le fait de la multiplication d'un être vivant. Sur une surface aussi restreinte que la piqûre d'une lancette, un homme s'inocule du virus varioleux ou syphilitique et, quelque temps après, vous verrez cet homme couvert de pustules ou de plaques, dont chaque goutte de pus peut devenir à son tour le germe d'une semblable inoculation. C'est à dire que la substance virulente s'est multipliée des milliers et des millions de fois, c'est à dire que la maladie nous offre l'image d'une graine jetée dans un bon terrain et reproduisant plus qu'au centuple des graines semblables. De pareils faits, inconnus à la chimie inorganique, ne peuvent appartenir qu'à l'histoire des êtres vivants. Si frappants qu'ils fussent cependant, ils n'avaient pas pris possession de l'idée des médecins jusqu'au jour où Pasteur, par ses mémorables travaux sur les fermentations et la génération spontanée, vint donner une base inattaquable à des idées qui n'avaient jusqu'alors d'autres arguments que des inductions ingénieuses ou des comparaisons discutables. Les études sur la bactéridie charbonneuse, puis sur le choléra des poules, vinrent bientôt montrer quelle influence immense ces travaux allaient exercer sur la médecine contemporaine. Il fut désormais acquis que certaines maladies relevaient essentiellement de la pénétration de microbes dans nos tissus, et peu à peu on fit entrer dans cette catégorie la plupart des maladies infectieuses et contagieuses : charbon, tuberculose, rage, coqueluche, tétanos, érysipèle, lèpre, sans compter les grandes pyrexies, fièvre typhoïde et fièvres éruptives.

On est allé trop loin dans cette voie, ou a trop oublié le malade pour ne voir que la maladie, on a été trop attiré par la graine, et on a détourné les yeux du terrain, dont la notion n'est pourtant pas à dédaigner; enfin, on a d'emblée considéré comme microbiennes des maladies dont on n'a pas encore, après dix ans, trouvé le microbe. Il y a eu exagération, c'est incontestable, et une réaction salutaire tend déjà à se produire. Mais quel que soit le résultat du travail de classement réservé à un prochain avenir, il n'en restera pas moins acquis, à mon sens, que les infections relèvent en général de germes vivants; et c'est là une notion qui a bouleversé de fond en comble la médecine contemporaine.

Détruire les microbes avant leur pénétration dans l'organisme, mettre les plaies à l'abri de leur contact, telle a été pour l'hygiéniste et pour le chirurgien la conséquence logique de cette notion. Il ne m'appartient pas de vous dire ici quels bienfaits incomparables en ont découlé, qu'il me suffise de vous rappeler, d'une part les merveilles de la chirurgie depuis le jour où Lister a fait l'application pratique des doctrines de Pasteur, d'autre part la façon admirable dont la science a combattu, l'été dernier, une invasion cholérique dont l'extension aurait pu devenir un péril national.

Pour le médecin, pour le thérapeute, la besogne est plus difficile et moins brillante. Quand il intervient auprès d'un malade, l'infection est déjà faite ou est imminente, le microbe est dans l'organisme, puisque c'est pour en combattre les effets, pour guérir la maladie, que le médecin est appelé; il ne s'agit pas d'empêcher l'ennemi d'entrer, il s'agit de le déloger. Comment allons-nous procéder, sous l'influence des doctrines microbiennes?

Messieurs, en considérant l'évolution générale des maladies infectieuses, nous arrivons vite à cette constatation que nos ennemis, les microbes, se présentent à nous dans trois conditions différentes : ou bien ils pullulent sur les surfaces libres des muqueuses ou des séreuses; ou bien ils sont rassemblés en bataillons serrés, formant des foyers plus ou moins étendus, dans l'épaisseur de nos organes; ou bien enfin ils sont disséminés dans tout l'organisme, circulant avec le sang et la lymphe et envahissant librement tous les tissus. Infections en surfaces, infections en foyers, infections générales, tels sont les trois modes sous lesquels vont nous apparaître les ravages causés par les microbes. Il est bien entendu, malheureusement, que l'un de ces trois modes n'exclut pas les deux autres chez le même malade; que le même sujet peut présenter les trois ou n'en avoir qu'un seul. Mais nos moyens d'actions variant avec chacune de ces modalités, il est bon de les distinguer.

En parlant d'infections en surfaces, je ne veux pas qu'il y ait une méprise. La surface n'est pas seule atteinte au sens géométrique du mot, les couches les plus superficielles de la membrane sont aussi intéressées. Ce qui domine dans ces cas, c'est l'exhalation dans les points malades d'un pus virulent, d'un pus ou de produits chargés de germes qui en s'étalant de plus en plus, comme dans l'angine diphtéritique, peuvent augmenter l'étendue des surfaces malades ou faciliter par absorption l'introduction de plus en plus abondante des germes dans l'organisme. L'indication est alors formelle, il faut purifier ces surfaces, il faut en éliminer les germes infectieux; et pour cela le lavage va être le moyen par excellence de la thérapeutique. Aussi, voyez quelle place importante le lavage tient dans les affections des cavités muqueuses voisines des téguments; en dehors des gargarismes, des lavements et plus tard des injections vaginales, les anciens ne nettoyaient aucune cavité. Aujourd'hui, l'antisepsie de tous les points où il est devenu possible de faire une irrigation est devenue une règle absolue. Lavage des fosses nasales et même des antres d'Highmore, dans les diverses variétés de coryza chronique; lavage de l'estomac, dans un grand nombre de cas où l'atonie de ce viscère est si heureusement modifiée par cette pratique; lavements antiseptiques dans plusieurs variétés d'entérites; lavages de la vessie dans les cas de cystite chronique; lavages de l'utérus, qui ont sauvé bien des femmes de l'infection purulente; enfin, lavages de la plèvre qui, venant compléter l'acte chirurgical de l'empyème, font que la pleurésie purulente n'est plus, comme elle l'était presque autrefois, un arrêt de mort.

Quelles substances emploie-t-on pour ces divers lavages? Il est entendu que l'on cherche à user des substances antiseptiques capables de nuire aux microbes, et il est évident que, suivant le siège et la nature du mal, le choix devra varier; mais indépendamment de cette action modificatrice, le lavage en lui-même est un acte thérapeutique d'une haute valeur. Fait dans de bonnes conditions, il entraîne au dehors les sécrétions purulentes; s'il ne tue pas l'ennemi, il le chasse et contribue ainsi pour une bonne part à la guérison des infections aiguës, à l'amélioration des infections chroniques.

Si la pratique du lavage est facile dans un grand nombre de cas, il en est d'autres malheureusement où, tout en restant aussi nettement indiquée, il est inexécutable; c'est lorsqu'il s'agit de lésions de l'intestin grêle ou des voies aériennes. La conformation anatomique des organes s'y oppose, en effet, d'une façon formelle. Ne pouvant éliminer les microbes par une chasse d'eau suffisante, on a essayé de tourner la difficulté et de porter à leur contact des substances microbicides, soit sous forme de vapeurs dans les bronches, soit sous forme d'antiseptiques insolubles dans l'intestin. C'est ainsi que l'on a tenté de combattre la phtisie par les inhalations d'acide sulfureux, d'acide fluorhydrique, d'eucalyptol; c'est ainsi qu'en faisant ingérer au malade des substances insolubles, telles que le charbon, le naphtol β, le salicylate de bismuth, substances qui traversent l'estomac sans s'y décomposer, on a cherché à détruire, jusque dans l'iléon, le bacille pathogène de la fièvre typhoïde. Ces tentatives sont ingénieuses et dignes d'être poursuivies, mais elles n'ont pas encore donné des résultats aussi précieux que le lavage même appliqué aux inflammations septiques des cavités muqueuses ou séreuses.

Le second mode sous lequel les infections locales se présentent à nous, c'est l'infection en foyer. Les colonies microbiennes, au lieu de s'étaler sur des surfaces, se développent en masses agglomérées et provoquent alors dans l'épaisseur de nos tissus des phlegmons, des abcès, des foyers de dégénérescence. Nous pouvons attaquer ces lésions directement, à l'aide de différents procédés dont le plus conforme aux doctrines contemporaines est celui des injections interstitielles. De cette façon, en effet, la colonie microbienne est attaquée sur place par des agents capables de la dissocier ou de la détruire. Comme exemple de cette intervention thérapeutique, laissez-moi vous citer le traitement de la pustule maligne par les injections iodées ou phéniquées, celui de l'anthrax par les injections phéniquées; le traitement des fongosités synoviales par les injections de chlorure de zinc, suivant la pratique de M. Lannelongue, ou par les injections d'huile iodoformée; le traitement des ganglions tuberculeux par les injections de liqueur de Fowler, du bubon blennorragique par les injections de salicylate de mercure. Quand elle est appliquée opportunément, cette médication interstitielle donne les plus beaux résultats; elle est réellement abortive, c'est à dire qu'elle fait promptement résoudre des inflammations spécifiques destinées à la suppuration ou à la gangrène, qu'elle prévient ainsi la formation de cicatrices indélébiles, que parfois même elle préserve le sujet de l'infection générale dont peut le menacer le foyer primitivement local. Elle est donc une des plus brillantes applications à la thérapeutique de la doctrine microbienne. Malheureusement, elle est encore d'un emploi fort restreint, soit parce que les indications n'en sont pas encore nettement posées, soit parce que la pratique en est rarement réalisable. Bien souvent, l'infection locale, lorsque nous la reconnaissons, est déjà trop avancée pour être justiciable d'un traitement médical et, l'indication d'expulser le microbe restant la même, il faut alors faire appel à une intervention chirurgicale qui enlève à la fois le microbe et le tissu qui le nourrit (exérèse, caustique, curettage, etc.).

Enfin, dans un troisième mode, qui, nous l'avons dit, peut coexister avec les deux précédents ou se rencontrer seul, l'organisme est infecté tout entier. Les germes morbides circulent avec le sang ou la lymphe, contaminant à la fois tous les organes. C'est le cas des fièvres éruptives, de la fièvre typhoïde, des pyrexies en général, des fièvres hectiques tuberculeuses, etc. Comment atteindre ces ennemis si multiples et si disséminés? Théoriquement, le problème est assez facile : il s'agit de trouver et de faire absorber une substance qui soit un poison pour les microbes et ne soit pas nuisible pour l'organisme humain, la guérison sera ainsi l'affaire de quelques heures; le parasite étant tué, il n'y aura plus qu'à réparer les désordres que sa présence aura occasionnés, œuvre relativement aisée si cette présence n'a pas été de longue durée. En pratique, il n'en va pas ainsi. La plupart des antiseptiques sont des poisons violents; employés aux doses suffisantes pour tuer les germes, ils nous tueraient plus sûrement encore et leur emploi, comme remèdes internes, est très souvent impossible. C'est un fait auquel il fallait s'attendre. Ne savons-nous pas, depuis Claude Bernard, qu'un grand nombre de phénomènes de la vie sont communs aux végétaux et aux animaux, que les lois de la nutrition sont les mêmes pour tous les êtres et en particulier que les substances toxiques et anesthésiques agissent de la même façon sur les êtres en apparence les plus dissemblables? L'impossibilité de tuer le parasite sans tuer en même temps le sujet qui le porte résulte donc de cette loi et crée à la thérapeutique rationnelle des infections générales des obstacles presque insurmontables.

Il ne faut pourtant pas se décourager. La loi que nous visons n'est peut-être pas absolue; peut-être comporte-t-elle des exceptions qui seront pour nous le gage de succès futurs dans la médecine des maladies générales. En recherchant les conditions les meilleures pour la culture de l'*Aspergillus niger*, M. Raulin a reconnu que ce végétal ne pouvait prospérer nulle part mieux qu'à la surface d'un liquide composé de douze substances en proportions définies dont il a donné la formule exacte. Or si, dans cette solution *optima*, on verse une parcelle insignifiante, $\frac{1}{800000}$ de nitrate d'argent, aussitôt toute la végétation de l'Aspergillus niger est arrêtée. Il y a même mieux : si cette solution est placée dans un vase d'argent (dont elle n'attaque pas d'ailleurs la paroi), le simple contact de ce métal suffit pour stériliser complètement l'aspergillus, qui cesse dès lors de se reproduire. Il existe donc des substances qui, sans modifier d'une façon importante la composition d'un liquide, peut-être par leur simple présence, peut-être par les actions électriques que cette présence détermine, suffisent à détruire la vitalité d'organismes aussi développés que l'aspergillus. Ne peut-on espérer que des substances existent aussi qui, mêlées à notre organisme, pourraient, sans l'altérer, le rendre impropre à la nutrition des parasites et le préserveraient ainsi de l'action nocive de tel ou tel virus? Formuler cette espérance, ce n'est pas se mettre en insurrection contre les lois de la physiologie, ce n'est même pas acquiescer à cette chimiâtrie, si honnie par les meilleurs cliniciens, c'est simplement chercher à mettre d'accord la thérapeutique appliquée avec les notions chaque jour plus étendues de la chimie biologique.

D'ailleurs, la thérapeutique connaît quelques-unes de ces substances, en bien petit nombre sans doute, mais enfin elle en connaît quelques-unes. Un malade

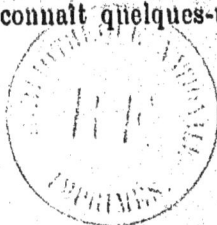

atteint de fièvre intermittente paludéenne depuis plusieurs jours prend du sulfate de quinine et guérit. Que s'est-il passé? Les innombrables parasites de Laveran dont son sang était empoisonné ont disparu, et pour amener cette disparition qu'a-t-il fallu? quelle dose formidable a dû être absorbée? Un gramme de quinine a peut-être suffi, c'est à dire qu'en évaluant à 5 kilogrammes le poids total du sang, la substance qu'on a dû y introduire pour le modifier n'a pas dû dépasser $\frac{1}{5000}$ de ce poids.

Un syphilitique présente une roséole intense ou une éruption papulo-squameuse généralisée; il prend chaque jour 1 centigramme de sublimé, c'est à dire que le poids du remède qu'il absorbe est chaque jour le $\frac{1}{500000}$ du poids total de son sang et qu'au bout de vingt-cinq jours il en a ingéré $\frac{25}{500000}$ ou $\frac{1}{20000}$ et, malgré cette proportion ridiculement faible de substance médicamenteuse, il est guéri de sa roséole ou de sa syphilide.

Ce sont là, à mon avis, des actions comparables à celles du nitrate d'argent à l'égard de l'aspergillus. Sans doute, ces propriétés thérapeutiques du mercure et de la quinine étaient connues bien longtemps avant la découverte des microbes; mais cette découverte et les études qu'elle a fait éclore éclairent d'un jour tout nouveau l'action thérapeutique de ces substances et nous encouragent à chercher des substances aussi actives pour les autres maladies infectieuses.

## II

Le second ordre de faits qui nous permet de mieux soigner nos malades, c'est que nous possédons des ressources médicamenteuses de plus en plus riches. Les progrès de la chimie inorganique ont amené la découverte ou la création de nombreux corps inconnus autrefois et dont plusieurs ont pu être utilisés en thérapeutique, tels que les salicylates, la paraldéhyde, le sulfonal, l'iodoforme, l'antipyrine. L'analyse plus exacte des produits végétaux nous a fait connaître une série d'alcaloïdes que leur composition, toujours identique, permet de doser avec une rigueur mathématique, comme la digitaline, l'aconitine, la caféine, la cocaïne. Enfin, le règne animal lui-même a été mis à contribution, et les sucs de différents organes ont pu être utilisés en injections hypodermiques, suivant la méthode inaugurée par M. Brown-Séquard pour le suc testiculaire.

La fortune de la matière médicale s'est donc accrue dans des proportions extraordinaires, et il en est résulté pour nous la possibilité d'agir avec efficacité dans un grand nombre de maladies. Il ne faut pas se dissimuler cependant qu'en présence de cette abondance, je dirai presque ce déluge de remèdes nouveaux, le médecin consciencieux doit être d'une prudence extrême. Toute acquisition nouvelle n'est pas un progrès et les succès éphémères ou les échecs retentissants de certains re-

mèdes doivent nous rendre modestes et nous garder des
enthousiasmes prématurés. Qui se souvient maintenant
de la propylamine? C'est pourtant un remède qui de-
vait, il y a vingt ans, guérir tous les rhumatismes. Qui,
par contre, ne se souvient pas de la lymphe de Koch,
des désastres qu'elle a causés, des éloges immérités et
malheureusement peu désintéressés qu'on en a fait à
Berlin? Aussi, tout en accueillant avec faveur les inno-
vations thérapeutiques, il faut, avant de les appliquer,
étudier et prévoir ce qu'on peut attendre d'elles.

Je ne dois pas ici vous faire l'énumération et la critique de tous les remèdes essayés depuis vingt ans,
mais je veux vous dire quelles précautions devraient, à
mon sens, entourer l'admission d'un nouveau produit
dans la matière médicale. L'essayer d'abord sur plusieurs espèces d'animaux sains; puis, si la chose est
possible, sur des animaux malades, et ne l'administrer
à l'homme que lorsque la médecine expérimentale a
prononcé définitivement sur les effets physiologiques
obtenus et sur les doses acceptables; voilà le prélimi-
naire indispensable de l'usage thérapeutique de toute
substance nouvelle.

Ces effets physiologiques nous feront-ils prévoir
d'une façon certaine l'efficacité du remède dans le traitement de telle ou telle maladie? Oui et non, faut-il
répondre à la fois. Oui, nous pouvons prévoir, d'après
nos études chez l'animal, les phénomènes circulatoires,
digestifs, sécrétoires qui vont se passer chez l'homme;
et nous saurons, dès la première fois que nous userons
d'un remède, que nous faisons une médication stimu-
lante ou dépressive, purgative ou astringente. Par con-
séquent, dans les maladies qui résultent uniquement
d'une perturbation dans les fonctions physiologiques,

nous pourrons calculer à l'avance les avantages de la médication nouvelle. Si la maladie doit son existence à l'introduction dans l'organisme d'un virus ou d'un parasite, et si les études expérimentales ont montré l'action du remède sur ces facteurs morbides, nous pourrons encore avoir une idée préconçue de son action sur elle. Mais dans bien des cas, dans la syphilis par exemple, le microbe pathogène nous étant inconnu, nous ne pouvons connaître expérimentalement l'action du mercure sur les syphilides ou de l'iodure de potassium sur les gommes.

C'est donc la clinique, la clinique thérapeutique seule, qui prononce en dernier ressort sur la valeur du remède. La physiologie expérimentale est un préambule indispensable; elle ne saurait trancher par elle-même une question dont la solution ne lui appartient pas. Aussi, quand vous entendrez préconiser des remèdes ou des médications jusqu'alors inconnus, soyez réservés : ne niez pas, n'acceptez pas, mais réclamez l'épreuve de la clinique et aussi l'épreuve du temps. Sachez, par exemple, que rien n'est plus trompeur que les maladies chroniques, qu'elles peuvent présenter des améliorations spontanées dont il ne faut pas faire honneur au traitement, que leurs guérisons apparentes peuvent n'être que des temps d'arrêt parfois bien courts.

Ce qui me suggère ces réflexions, c'est ce qui se passe actuellement pour les injections hypodermiques de sucs organiques. Après une série préalable d'expériences physiologiques bien conduites, M. Brown-Séquard a cru pouvoir expérimenter sur l'homme les injections de suc testiculaire et il a noblement commencé par lui. Les effets ayant été satisfaisants, il les a

publiés et après une certaine période d'incrédulité, a
fini par avoir un grand nombre d'imitateurs. A sa suite,
M. Constantin Paul a eu l'idée de pratiquer des injections de dilutions de substance cérébrale dans les cas
de maladies du système nerveux, la neurasthénie en
particulier, et M. Ch. Bouchard des injections de suc
thyroïdien contre le myxœdème. Messieurs, je suis
convaincu que cette médication donnera de bons résultats; mais quand je vois communiquer à la Société de
Biologie des guérisons nombreuses d'ataxie, des améliorations prodigieuses de tuberculose et de cancer par
le suc testiculaire, quand ces guérisons de maladies qui
durent des mois et des années sont annoncées après
quelques semaines et même quelques jours, et quand la
savante assemblée écoute sans une seule observation des
communications pareilles, il me semble qu'elle oublie
un peu trop son droit de critique et de juge en ces ma-
tières. Tout en demandant la continuation d'essais loua-
bles et peut-être fructueux, elle devrait ne permettre
que l'on ne parle devant elle de guérisons d'ataxie ou
de cancer que si la persistance pendant de longs mois
des résultats obtenus leur donnait une valeur indiscu-
table. Il ne faut pas oublier, en effet, que la médication
testiculaire, si l'on peut parler ainsi, a de tout temps
séduit les neurasthéniques et parfois aussi les médecins; et les anciens, qui n'avaient pas la seringue de
Pravaz, faisaient tout simplement avaler le suc testiculaire en pilules ou en décoctions. Introduit par la voie
hypodermique, ce même suc aura peut-être des effets
plus sûrs; mais on ne saurait le dire encore, et quels que
soient les succès annoncés, restons sur la réserve en
nous souvenant que du temps des Ptolémées, Sérapion
(d'Alexandrie) croyait en avoir obtenu d'aussi brillants

en traitant l'épilepsie par des testicules de sanglier combinés avec des cervelles de chameau.

Messieurs, en résumant ces trop longues considérations, je crois pouvoir conclure qu'en raison de nos connaissances plus exactes sur la pathogénie des maladies et des ressources de plus en plus importantes de la matière médicale, nous sommes mieux armés qu'autrefois pour soigner les malades et qu'effectivement nous les soignons mieux.

Pour terminer, permettez-moi d'appeler votre attention sur un point particulier. Vous avez pu voir quelle importance j'attachais à l'étude de l'action physiologique des remèdes. Aussi, ai-je l'intention de donner à la partie expérimentale de mes études thérapeutiques le plus large développement possible; actuellement, le laboratoire dont je dispose n'est ni installé ni outillé dans ce but. Mais M. le Doyen, dont vous connaissez le dévouement pour tout ce qui intéresse la Faculté, m'a promis son concours pour arriver à l'organisation qui manque aujourd'hui; je suis heureux de le remercier de sa promesse, dont la réalisation, je le sais, s'accomplira sans retard.

Cette introduction de l'élément expérimental sera le seul point par où mon enseignement différera de celui de mon regretté et aimé prédécesseur, Armand de Fleury. En tout autre point, je ne saurais ne pas le prendre pour modèle. Vous avez tous connu, en effet, cet homme aimable et bienveillant, dévoué à sa chaire qui, après ses affections de famille, était sa seule passion; et vous me reprocheriez, avec raison, de ne pas imiter le soin avec lequel il préparait ses leçons, l'attachement, l'enthousiasme qu'il avait pour la thérapeutique, la bienveillance qu'il témoignait à ses élèves.

Pour moi, qui ai eu le plaisir de causer souvent avec lui dans l'intimité, je serai heureux de m'assimiler pour vous les transmettre les idées larges et originales qu'il m'a souvent exposées sur la thérapeutique. Une de ses conceptions les plus ingénieuses et qu'il aimait souvent à me rappeler, c'est que l'action des remèdes peut se calculer et se prévoir d'après la formule de leur composition chimique. Privé des ressources expérimentales, qui seront bientôt entre nos mains, il n'a pu démontrer la réalité de son hypothèse. Dès que les circonstances nous le permettront, nous nous ferons un pieux devoir de chercher la preuve scientifique de l'ingénieuse idée de celui qui fut notre maître et notre ami.

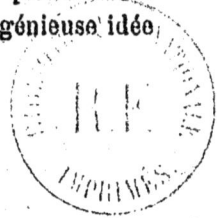

Bordeaux. — Imp. G. Gounouilhou, rue Guiraude, 11.

382

www.ingramcontent.com/pod-product-compliance
Lightning Source LLC
Chambersburg PA
CBHW060511210326
41520CB00015B/4191